顎骨壊死を知っていますか?

骨粗鬆症やがん治療中の患者さんが歯科治療にかかる前に

黒嶋伸一郎
澤瀬　隆　著
米田　俊之

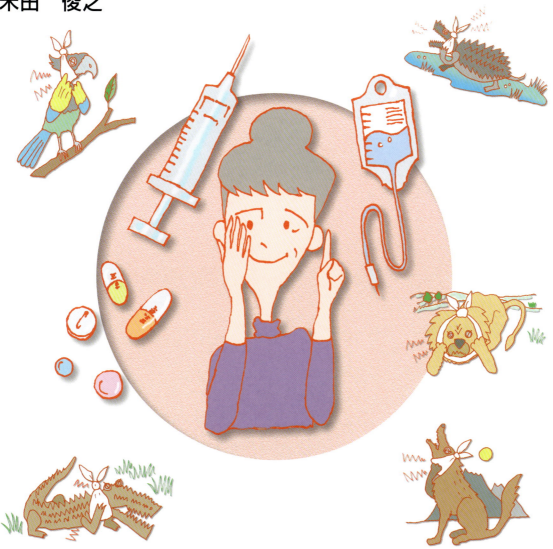

医歯薬出版株式会社

目次

はじめに ………………… 3

「顎骨壊死」とは ………………… 4

Q&A ………… 7

- Q1　なぜ，顎骨壊死が起こるのでしょうか？ ………………… 7
- Q2　顎骨壊死は口の中以外でも起こりますか？ ………………… 8
- Q3　どんな場合やどんな歯科治療を受けたら，顎骨壊死になる可能性がありますか？ ……… 9
- Q4　どんな薬を使っていると，顎骨壊死になる可能性がありますか？ ………………… 10
- Q5　男性と女性のどちらで顎骨壊死が起こりやすいですか？ ………………… 11
- Q6　子供に起こる可能性はありますか？ ………………… 12
- Q7　口の中が汚いと，顎骨壊死になりやすいのでしょうか？ ………………… 13
- Q8　歯を抜くと，顎骨壊死になりやすいですか？ ………………… 14
- Q9　入れ歯をしていても，顎骨壊死は起こりますか？ ………………… 15
- Q10　何もしなくても，顎骨壊死が起こることはありますか？ ………………… 16
- Q11　煙草を吸う人は，顎骨壊死が起こりやすいですか？ ………………… 17
- Q12　私は高血圧ですが，顎骨壊死が起こることはありますか？ ………………… 18
- Q13　どうしたら顎骨壊死にならないようにできますか？ ………………… 19
- Q14　インプラント治療をしようと思いますが，大丈夫でしょうか？ ………………… 20
- Q15　インプラント治療後に骨粗鬆症薬を服用し始めました．大丈夫ですか？ ………………… 21
- Q16　がんの治療で化学療法薬などを使っています．歯を抜いても大丈夫ですか？ ……… 22
- Q17　もし顎骨壊死になってしまったら，一体どうしたらよいのでしょうか？ ………………… 23
- Q18　顎骨壊死になっても，治りますか？ ………………… 24
- Q19　薬の服用をやめたら，顎骨壊死になる可能性は下がりますか？ ………………… 25

お薬手帳の見かた ………………… 26

お薬手帳の例 ………………… 27

顎骨壊死に関連があるとされている骨粗鬆症薬と，されていない骨粗鬆症薬一覧 ………………… 28

顎骨壊死に関連があるとされる，がんの治療で使用する薬一覧 ………………… 29

おわりに ………………… 30

はじめに

　2003年，ビスホスホネート製剤を使用している患者さんたちの歯科治療（抜歯）後に，顎骨壊死が起こることが，米国で初めて報告されました．それからすでに15年が経過しようとしていますが，現在でもなぜ顎骨壊死が起こってしまうのかはわからず，有効な治療方法も確立していないのが現状です．

　ビスホスホネート製剤は，主に骨粗鬆症やがんの治療に用いられる薬剤ですが，同じような治療目的で開発されたデノスマブ[1]を使用する患者さんでも顎骨壊死が起こることが，2010年に米国で報告されました．

　顎骨壊死は，日本国内で現在およそ6,000～10,000名が罹患していると考えられており，決して多くはありません．しかしながら，ビスホスホネート製剤やデノスマブを使用している患者さんでは，歯科治療を受けることで起こる可能性があり，いったん起こってしまうと，理想的な歯科治療が行えなくなる場合があります．口の中のQOL[2]が非常に低下するばかりか，最悪の場合にはあごの骨を切断する場合もあり，生活にも大きな影響を与える可能性があります．

　そこで，患者さんにも正しい知識をもっていただき，不必要に怖がらずに歯科治療を受けていただくために，この本は作成されました．患者さんが理想的な歯科治療で，口の中の健康を長期に維持できる手助けになれば幸いです．

---

1) 正式には抗体RANKL（Receptor activator of nuclear）抗体製剤といいます
2) QOL（Quality of life）：生活の質

「顎骨壊死」とは

　顎骨壊死とは，ビスホスホネート製剤，デノスマブ，もしくは血管新生抑制薬を使用している（または，していた）患者さんで，8週間以上，口の中に骨が露出した状態が持続しており，かつ，以前に顔面に放射線治療を受けていない場合のことを示します．薬剤に関連して顎骨壊死になってしまう可能性のある人は，以下のいずれかに含まれています．それ以外の薬では，基本的に顎骨壊死になりません（ただし，口腔のがんで放射線治療を受けていると，放射線が原因で顎骨壊死が起こる場合があります）．

① 骨粗鬆症やがんの治療[注]でビスホスホネート製剤を使用している患者さん（一般的には骨粗鬆症の治療には飲み薬が，がんの治療には注射製剤が使用されます）
② 骨粗鬆症やがんの治療[注]でデノスマブを使用している患者さん（デノスマブには飲み薬はないので，骨粗鬆症もがんの治療も注射製剤のみになります）
③ がんやそのほかの疾患の治療で，血管新生抑制薬を使用している患者さん

注）ビスホスホネート製剤やデノスマブは，直接がんに効果を示すような抗癌剤としての作用はもちません．がんによる病的骨折や骨の痛みなどのリスクを減少させるために使用されています

歯科治療を受けることで顎骨壊死が起こる可能性のある薬剤の例

デノスマブ	ランマーク（第一三共）
	プラリア（第一三共）
ビスホスホネート製剤	ゾメタ（ノバルティスファーマ）
	フォサマック（MSD）
	ボナロン（帝人ファーマ）
	アクトネル（EAファーマ，エーザイ）
	ベネット（武田薬品工業）
	リカルボン（小野薬品工業）
	ボノテオ（アステラス製薬）　　など
血管新生抑制薬	アバスチン（中外製薬）
	スーテント（ファイザー）
	ザルトラップ（サノフィ）　　など

骨粗鬆症の飲み薬には，ほかにも種類がたくさんありますが，現時点においてビスホスホネート製剤とデノスマブ以外の骨粗鬆症薬を使用しても，顎骨壊死は起こりませんのでご安心ください．

　そもそも，顎骨壊死が起こる確率は高くありません．飲み薬のビスホスホネート製剤を使用する患者さんでは，2,500～100,000人に1人程度，4年以上薬剤を服用している患者さんでは500人に1人程度ですが，抜歯を行うと最大200人に1人程度まで，顎骨壊死の発現頻度が上昇することが報告されています．一方，注射のビスホスホネート製剤を使用する患者さんでは，200人に1人程度で顎骨壊死が起こる可能性がありますが，抜歯を伴うと7～62人に1人程度は顎骨壊死が起こり，急激に発症率が上昇することが報告されています（米国調べ）．

　一方，デノスマブに関しては，新しく開発された注射製剤であるために，よくわかっていないのが現状です．現時点では，骨粗鬆症でデノスマブを使用している患者さんでは，顎骨壊死が起こる割合は1,000人に1人程度であり，がんでデノスマブを使用している患者さんでは，顎骨壊死が起こる割合は50人に1人程度であることが報告されています（米国調べ）．

　このように，使用する薬剤の種類や投与方法，投与期間によって発現頻度が異なることが特徴です．わかりやすく言い換えると，「使用しているビスホスホネート製剤かデノスマブの濃度が高く，使用期間が長い場合には，顎骨壊死が起こりやすくなる」となります．最後に血管新生抑制薬を使用する患者さんですが，500人に1人で顎骨壊死が起こることが報告されています．

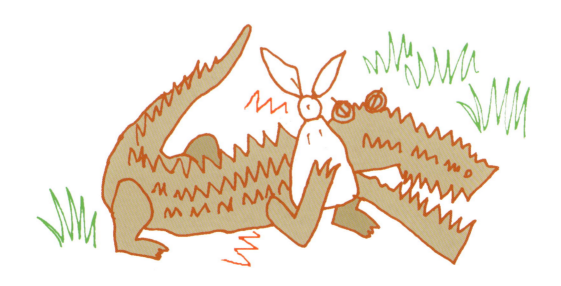

薬剤に関連して起こる顎骨壊死は，初めて発見されてから15年が経過しました．私たちも研究を続けていますが，現在でもこの病気の原因はよくわかっておらず，原因がわからないために有効な治療方法も確立されていないのが現状です．自覚症状としては，歯科治療を終えたのに膿が出つづける，痛みがおさまらない，腫れがひかない，口の中で骨がむき出しになっている，触った感じがおかしい，などの症状が，長期間（最大8週間）持続したら注意が必要です（顎骨壊死の可能性があります）ので，かかりつけの歯科医院にまずは相談をして，大学病院などの医療機関を受診されたほうがよいでしょう．

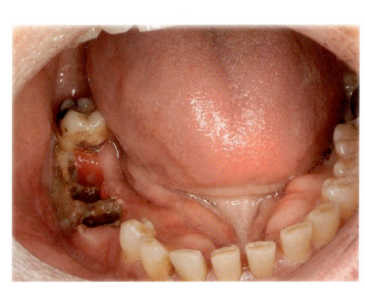
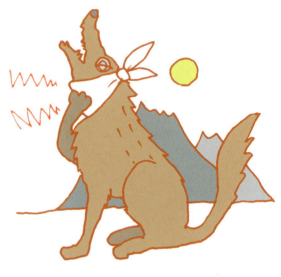

実際に起こった「顎骨壊死」
左はビスホスホネート製剤，右はデノスマブを注射していた（長崎大学生命医科学域 口腔腫瘍治療学分野 梅田正博教授提供）

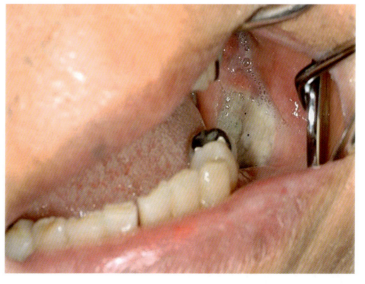

Q&A

ここでは，患者さんが疑問に思うことを Q & A 方式でお答えしようと思います．

Q1
なぜ，顎骨壊死が起こるのでしょうか？

　特定の薬剤を使っている患者さんで，なぜ顎骨壊死が起こってしまうのかは，ほとんどわかっていません．

　しかし，ビスホスホネート製剤もデノスマブも，体の中の骨を吸収する細胞（破骨細胞と呼ばれていて，健康な方でも，体の状態を正常に保つために，骨を吸収する細胞です）の数や活動性を低下させることが薬の作用であることから，骨を吸収する細胞の異常が顎骨壊死の原因となる可能性が指摘されています．また，体の抵抗力（免疫機能）の変化が関係する可能性も指摘されています．

　しかしながら，同じ薬を使っているのに，なぜ一部の患者さんだけが歯科治療後に顎骨壊死を起こしてしまうかは全くわかっておらず，原因の解明が待たれるところです．

　なお，血管新生抑制薬を使うと，どうして顎骨壊死が発生するかも全くわかっていません．

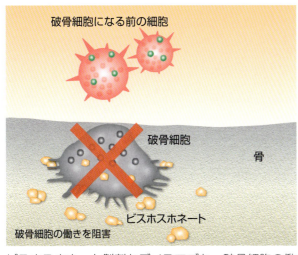
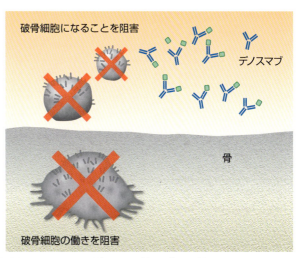

ビスホスホネート製剤もデノスマブも，破骨細胞の働きを弱くしているが，この効果が顎骨壊死の原因かもしれない

Q2 顎骨壊死は口の中以外でも起こりますか？

　耳の穴の周りの骨にも壊死が起こる（外耳道骨壊死）ことが最近報告されていますが，きわめてまれですので，現時点では，耳の穴の周りの骨よりもあごの骨のほうに壊死が起こりやすいと考えてよいでしょう．

　なお，「顎骨壊死」という専門用語は「骨が腐る」ようなイメージがあるかもしれませんが，実際には「あごの骨の中にある骨髄に慢性的な炎症があり，さらに一部の骨が壊死している」という説明が，より正確です．

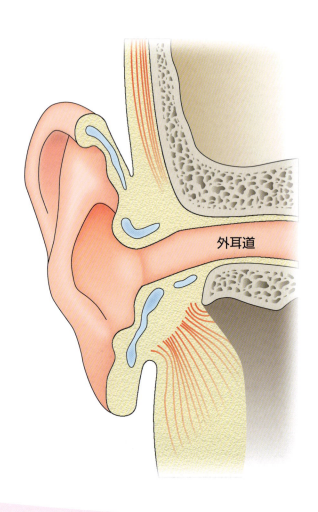
外耳道

Q3 どんな場合やどんな歯科治療を受けたら，顎骨壊死になる可能性がありますか？

　これは発症契機と呼ばれていますが，ビスホスホネート製剤やデノスマブを使用している患者さんが歯を抜くと，ほかの歯科治療を受ける場合よりも，顎骨壊死を引き起こしやすいことが示されています．

　ほかにも，自然に発症したり，合わない入れ歯をしている患者さんで粘膜が薄い部分に起こったりするほか，歯を抜く以外でも外科的な処置を行った後や，歯周病・インプラント治療などによって，顎骨壊死が発生する可能性があることも報告されています．

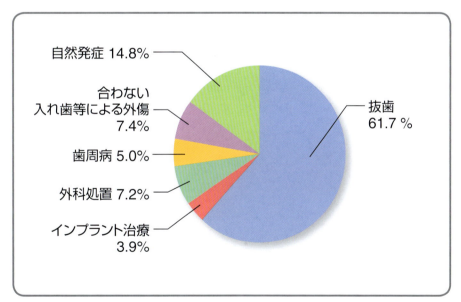

顎骨壊死が起こるきっかけとなる歯科治療
(Fliefel R, et al. Treatment strategies and outcomes of bisphosphonate-related osteonecrosis of the jaw (BRONJ) with characterization of patients: a systematic review. *Int J Oral Maxillofac Surg.* 2015; 44 (5): 568-585 をもとに作成)

Q4 どんな薬を使っていると，顎骨壊死になる可能性がありますか？

　骨粗鬆症の治療で，ビスホスホネート製剤を飲んでいるか，デノスマブの注射を半年に1度されている患者さんは，顎骨壊死になる可能性があります．また，がんの治療で，注射のビスホスホネート製剤か注射のデノスマブを使用している患者さんは，顎骨壊死になる可能性が高くなります．さらに，ビスホスホネート製剤とステロイドを併用して治療を受けている患者さんや，ビスホスホネート製剤と化学療法（抗がん剤など）を併用している患者さんは，ほかの患者さんに比べてリスクが高いこともわかっています．

　また，近年では，血管新生抑制薬を使用している患者さんでも，顎骨壊死が起こる可能性が指摘されています．

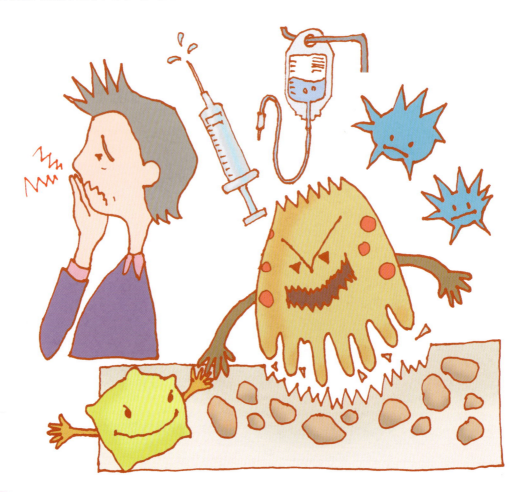

Q5 男性と女性のどちらで顎骨壊死が起こりやすいですか？

　ビスホスホネート製剤やデノスマブは骨粗鬆症や乳がんの際によく使用される薬ですので，男性では認められない閉経後の骨粗鬆症や，男性ではあまり発症しない乳がんが存在するため，患者数としては，女性のほうが顎骨壊死になる例が多いことが報告されています．

　しかし，このことは薬剤を使っている男女を比較しているわけではありませんので，顎骨壊死のなりやすさは，男女とも同じです．

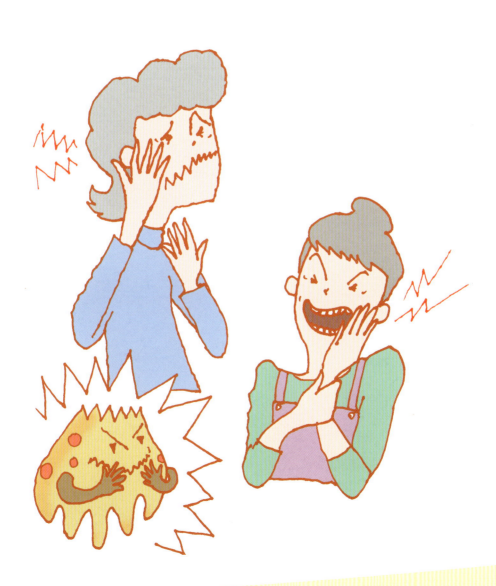

Q6 子供に起こる可能性はありますか？

　特殊な理由でビスホスホネート製剤やデノスマブを使う子供さんがいます．しかし，若い患者さんでは顎骨壊死になることはきわめてまれ（おそらく現時点では，顎骨壊死は起こらないと判断してよいと思います）であることがわかっています．

　しかし，子供さんがビスホスホネート製剤を使用する際には，かかりつけの歯科医院の先生にその旨を伝えたほうがよいでしょう．

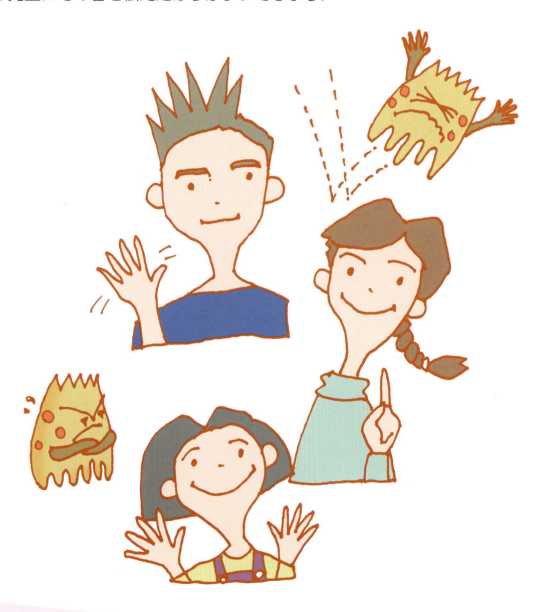

Q7 口の中が汚いと，顎骨壊死になりやすいのでしょうか？

　口の中が汚い人ほど，顎骨壊死が起こる危険性が高くなることが指摘されています．
　口の中をきれいに保つことはご自身でできることですので，ビスホスホネート製剤やデノスマブを使用されている患者さんは口の中の環境を整えて，顎骨壊死が起こるリスクを可能なかぎり減らしてあげましょう．

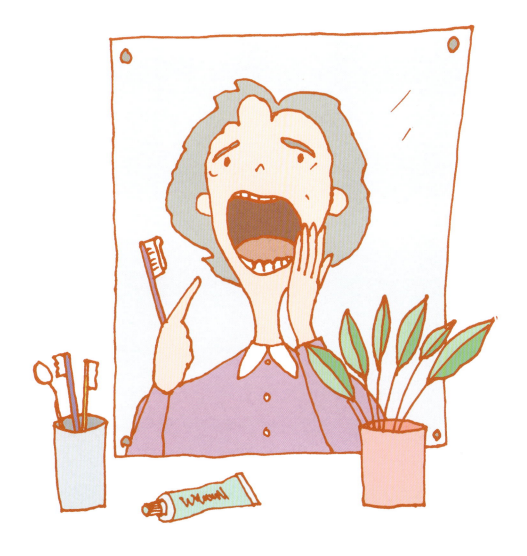

Q8 歯を抜くと，顎骨壊死になりやすいですか？

　歯を抜いた後が，最も高い確率顎骨壊死が起こりやすいと考えられています．

　顎骨壊死の原因の約60〜70％が，歯を抜くことがきっかけです．ところが，歯医者さんに抜くように言われた歯を，顎骨壊死が起こったらどうしようと心配して抜かないでいると，今度は抜かなかった歯の周りの骨が見えないところで壊死する可能性もありますので，リスクはあっても抜く必要がある歯は抜かなければいけません．

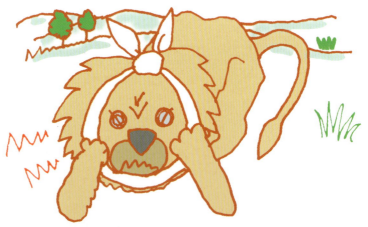

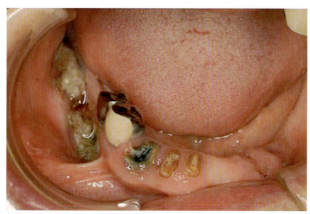 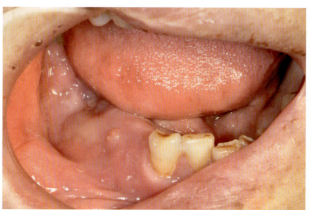

抜歯がきっかけとなって，顎骨壊死になった場合
骨粗鬆症のためビスホスホネート製剤を飲んでいる患者（左）と，乳がんのためビスホスホネート製剤の注射を受けている患者（右）（長崎大学生命医科学域 顎・口腔再生外科学分野 朝比奈 泉教授提供）

Q9 入れ歯をしていても，顎骨壊死は起こりますか？

はい．その可能性があることが報告されています．

入れ歯に触っている歯ぐきの部分には，場所によっては粘膜が薄く，入れ歯によってできる歯ぐきの傷から顎骨壊死が進行してしまう可能性があります．

これは顎骨壊死が発症するきっかけの約 7％を占めています．歯ぐきによく合った入れ歯を作ってもらうのが，解決法です．

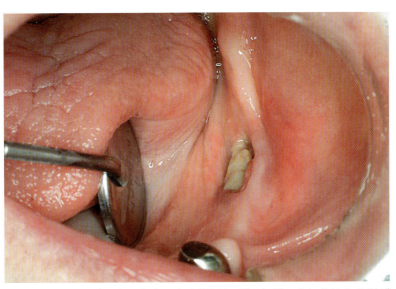

骨粗鬆症のためビスホスホネートを服用していたが，合わない入れ歯が当たっている部分で顎骨壊死が発症した（長崎大学生命医科学域 顎・口腔再生外科学分野 朝比奈 泉教授提供）

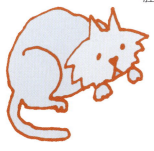

Q10 何もしなくても、顎骨壊死が起こることはありますか？

　これは自然発症といいますが，自然に顎骨壊死が起こる場合があります．

　たとえば，口の中で粘膜の薄い部分（全員ではありませんが，上あごにできる骨のこぶ（口蓋隆起と呼ばれています）の部分や，下あごの内側にできる骨のこぶ（下顎隆起と呼ばれています）の部分など，骨が飛び出ていて粘膜が薄い部分は，注意が必要です．

　普段と違う部分が痛かったり，膿みが出たり，骨が見えることに気づいた場合には，早めに歯科医院を受診しましょう．

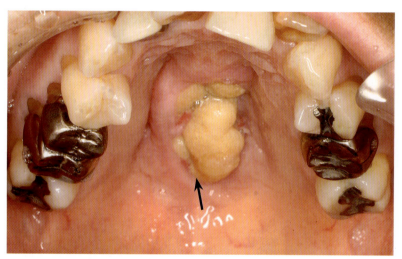

上あごの骨のこぶ（口蓋隆起）に顎骨壊死が自然発症した（長崎大学生命医科学域 顎・口腔再生外科学分野 朝比奈 泉教授提供）

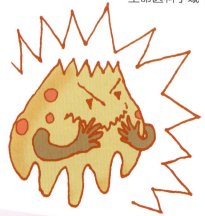

Q11 煙草を吸う人は，顎骨壊死が起こりやすいですか？

　喫煙は顎骨壊死になる危険性との関連があるのではないかと指摘されていますので，ビスホスホネート製剤やデノスマブを使用している患者さんは注意が必要です．

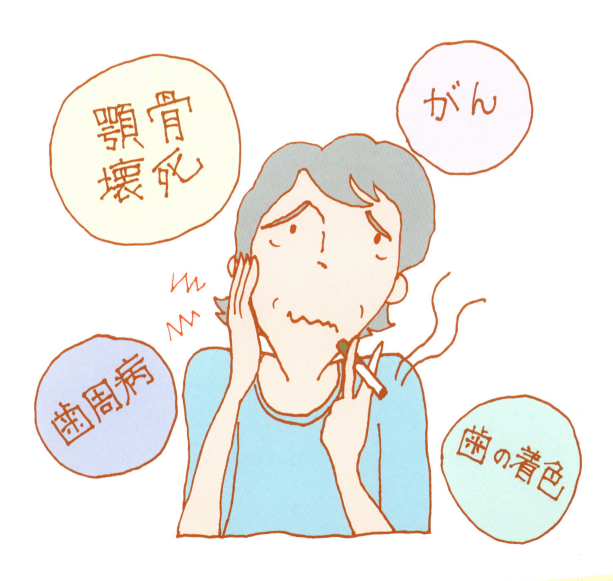

Q12 私は高血圧ですが，顎骨壊死が起こることはありますか？

　高血圧は関係ありません．

　関係ある病気は，ビスホスホネート製剤やデノスマブを使う病気である骨粗鬆症とがんが主体ですが，さらにこれらの薬とステロイド製剤や化学療法を併用する疾患には，さらなる注意が必要です．

　具体的には，ステロイドを使用されている患者さん（ステロイドは骨粗鬆症を招くため，ビスホスホネート製剤も一緒に処方されていることがあります），乳がん，前立腺がん，肺がん，腎がん，大腸がんなどのがんや，多発性骨髄腫などの疾患をもっている患者さんで，ビスホスホネート製剤やデノスマブを使用されている患者さんに注意が必要です．

　また，糖尿病，関節リウマチ，透析を行っている患者さんも，ビスホスホネート製剤やデノスマブを使用していれば，注意が必要となってきます．

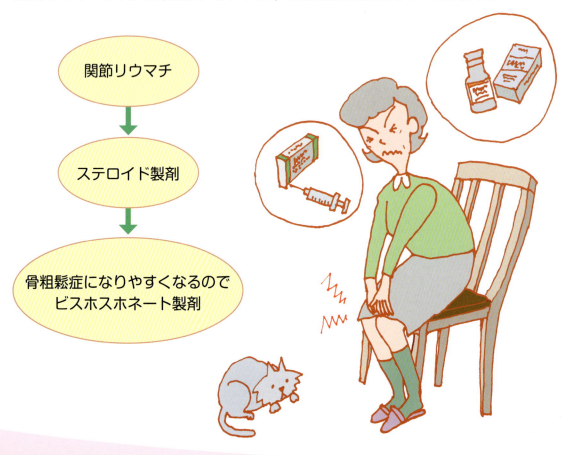

Q13 どうしたら顎骨壊死にならないようにできますか？

　患者さんができることは口の中を清潔に保つことですが，専門的に言えば，自分だけで口の中をきれいな状態に保ち続けることはできません．

　また，それ以外のリスク因子は患者さんには見つけたり対応したりすることができませんので，ビスホスホネート製剤やデノスマブを使用する前の患者さんは，今後使用していくことを歯科医師に前もって伝えることが重要です．

　現在，ビスホスホネート製剤やデノスマブを使用中の患者さんも，必ずそのことを歯科医師に伝えて，適切な処置やメインテナンスを受けてください．ビスホスホネート製剤やデノスマブは，長期間にわたり使用されることが予想されますので，口の中の環境を長く良好に保ち続けることが，必要不可欠です．

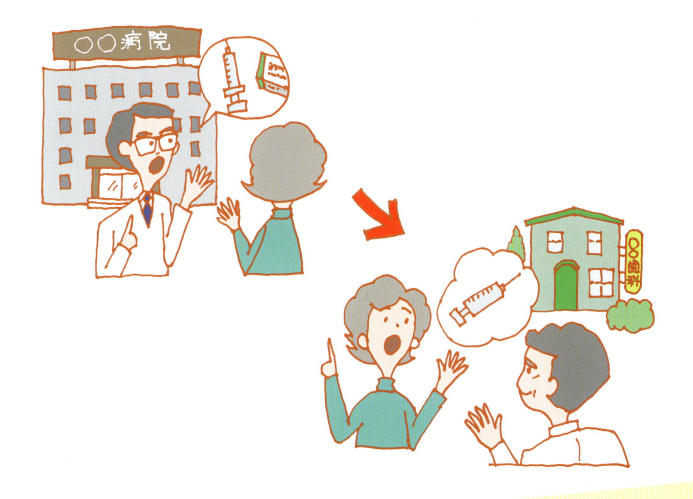

Q14 インプラント治療をしようと思いますが，大丈夫でしょうか？

　インプラント治療は顎骨壊死の原因の約4%を占めることがわかっています．

　まず，ビスホスホネート製剤についてですが，注射用のビスホスホネート製剤を使用している患者さんは，インプラントをしてはいけません．顎骨壊死のリスクが高い状況での大きな外科処置は危険です．

　一方，飲み薬の場合にはその限りではありません．米国では，服用期間が4年未満であれば，通常の歯科治療を行うことが可能と考えられていますので，インプラント治療も可能だと判断できます．ただし，服用期間が4年以上の場合でのインプラント治療に関しては不明であるため，担当の歯科医師と十分に話し合い，インプラント治療を行うか行わないかを判断してください（米国調べ）．

　デノスマブに関しては，がんの治療で使用されている場合には，インプラント治療を行ってはいけません．骨粗鬆症治療で使用されている場合，現時点で明確な根拠はありませんので，担当の歯科医師と十分に話し合い，インプラント治療を行うか行わないかを判断してください．

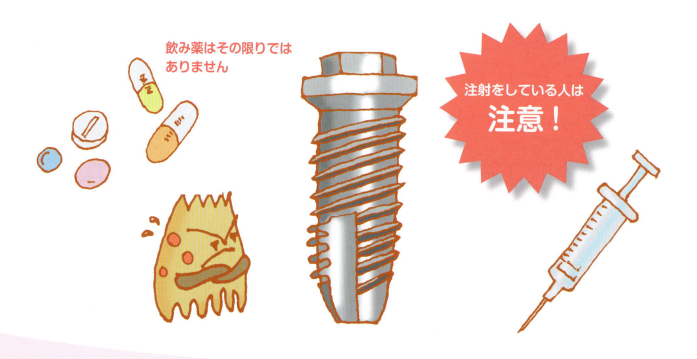

Q15 インプラント治療後に骨粗鬆症薬を服用し始めました．大丈夫ですか？

　最近では，インプラント治療を行った後で，骨粗鬆症の治療のためにビスホスホネート製剤やデノスマブの使用を開始した患者さんのなかに，顎骨壊死を発症したことが報告されています．

　インプラント治療後にビスホスホネート製剤やデノスマブの使用が必要となった場合には，担当の歯科医師にその旨を必ずお知らせください．

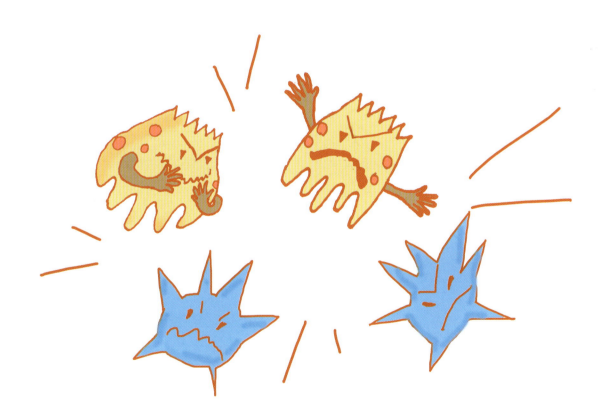

Q16 がんの治療で化学療法薬などを使っています．歯を抜いても大丈夫ですか？

　化学療法薬の一部で，ビスホスホネート製剤やデノスマブとの併用投与が行われますが，この場合，顎骨壊死になるリスクが最も高くなりますので，歯を抜く場合だけでなく，歯科医院を受診する際には必ずその旨をお知らせください．

　全身的な病気もあるということですから，化学療法を受けている患者さんは，ご自身の体調が悪くなく移動が困難でなければ，少し遠方でも大学病院や口腔外科のある大きな病院などで歯科治療をしてもらったほうがよいかもしれません．

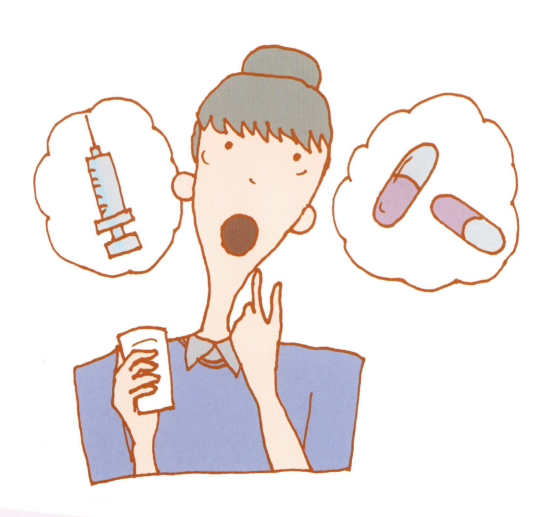

Q17 もし顎骨壊死になってしまったら,一体どうしたらよいのでしょうか?

　顎骨壊死になると,かかりつけの歯科医院では対応が難しいので,大学病院や専門的な病院に紹介をしてもらうのがよいでしょう.

　患者さん自身でも,口の中でおかしいところがあれば,必ず担当の歯科医師に申し出てください.

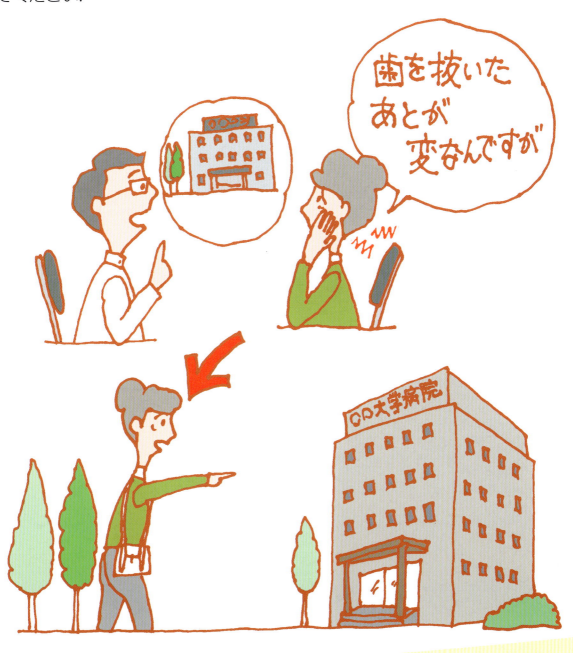

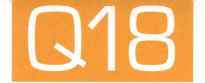

顎骨壊死になっても，治りますか？

　以前は全く治療法がなく，発症すると治すことができない，と考えられてきましたが，現在では治療法が少しずつ見つかってきたので，場合によっては治癒することが可能です．

　しかし，きわめて難治性の場合もあり，治療に時間がかかってしまう場合も多く存在します．

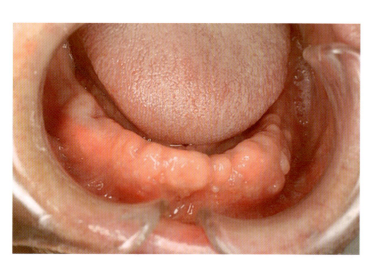

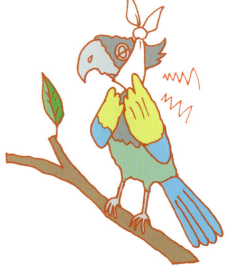

抜歯によって顎骨壊死が起こったが，手術により治癒した（長崎大学生命医科学域 口腔腫瘍治療学分野 梅田正博教授提供）

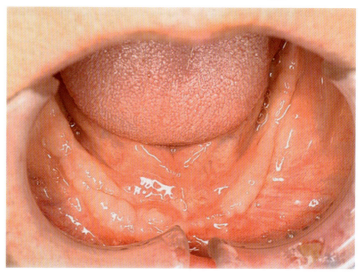

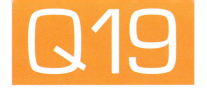

薬の服用をやめたら，顎骨壊死になる可能性は下がりますか？

　世界的には薬の服用をやめることで顎骨壊死が起こりにくくなるという根拠はほとんど見つかっていないので，**絶対に自分の判断で勝手に薬の服用をやめない**ようにしてください．

　たとえ薬をやめるように歯科の先生に言われても，薬を処方してくれた医師とよく話し合ってから判断をしてください．

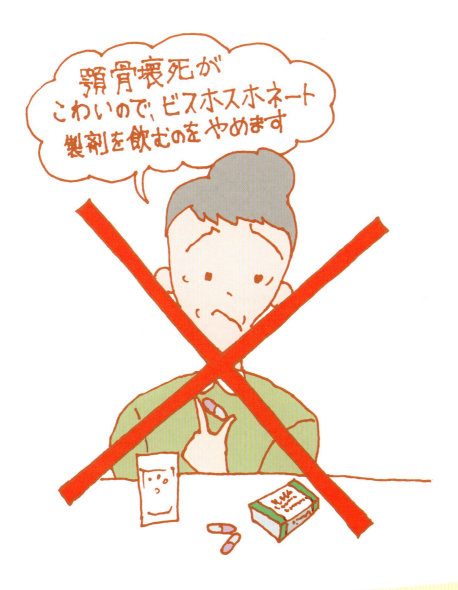

お薬手帳の見かた

　医師や歯科医師が薬を処方して，薬剤師さんが薬をあなたにお渡ししますが，これから使う薬はどうやっていつ服用するのか，また，どんなお薬なのかは気になるところです．

　そこでここでは，患者さんが得ることができる薬の情報について，実際の例を見ながら解説しようと思います．

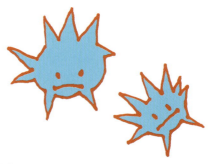

すべての骨粗鬆症の薬剤が顎骨壊死を起こすわけではない

薬剤	顎骨壊死	一般名
ビスホスホネート製剤	起こす	エチドロン酸，アレンドロン酸，リセドロン酸，ミノドロン酸，イバンドロン酸
ヒト型モノクローナル抗RANKL抗体製剤	起こす	デノスマブ
女性ホルモン薬	起こさない	エストリオール，結合型エストロゲン，エストラジオール
活性型ビタミンD_3薬	起こさない	アルファカルシトール，カルシトリオール，エルデカルシトール
選択的エストロゲン受容体モジュレーター	起こさない	ラロキシフェン，バゼドキシフェン
カルシトニン薬	起こさない	エルカトニン，サケカルシトニン
副甲状腺ホルモン薬	起こさない	テリパラチド，テリパラチド酢酸塩

お薬手帳の例

お薬は正しく使いましょう

平成 30 年 4 月 1 日　●山▲郎様のお薬
医療機関名：■■総合病院
保険医氏名：▲田■美　　　　　　　　　　　　　先生

[1] タピゾールカプセル15　15mg （分1，朝食後服用）	1C × 30 日分
[2] プロセミド錠20「タイヨー」20mg	0.5 錠
[3] ラミラピッド錠 0.05mg	1 錠
[4] ディオバン錠 80mg	1 錠
[5] アーチワン錠10　10mg	1 錠
[6] ワーファリン錠 1mg	4 錠
[7] ワーファリン錠 0.5mg （分1，朝食後服用）	1.5 錠 × 30 日分

[摂取に注意する飲食物]
・セイヨウオトギリソウ含有食品 [3][6][7]
・アルコール類 [6][7]
・納豆，クロレラ食品，青汁等（ビタミン K 含有食品）[6][7]

[相互作用等]
次の薬剤は一緒に服用すると相互作用がでることがあります．服用中に体調の変化があったらすぐに受診してください．[1][2][3][4][5][6][7]

　　　　　　　　　　　　　　　　　　　　薬剤師：▲川●子

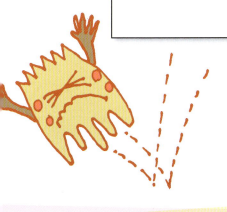

顎骨壊死に関連があるとされている骨粗鬆症薬と，されていない骨粗鬆症薬一覧

　ここでは，顎骨壊死を起こす可能性がある骨粗鬆症薬と，可能性がない骨粗鬆症薬をご紹介します．

　骨粗鬆症には症状に応じて多くの薬剤が使用されていますが，そのなかで顎骨壊死を起こす可能性がある薬剤はビスホスホネート製剤とデノスマブのみであり，それ以外の骨粗鬆症薬を使用している患者さんは，心配する必要はないでしょう．

　それならビスホスホネート製剤とデノスマブ以外を処方してくれたらよいのに，と思う患者さんもおられると思いますが，骨粗鬆症の重症度によって処方される薬剤の種類は，さまざまな状況を考えながら医師が判断しており，簡単に変更はできません．

さまざまな長所・短所を考えて，薬は処方されている

分類	薬剤名	骨密度	椎体骨折	非椎体骨折	大腿骨近位部骨折
カルシウム薬	S-アスパラギン酸カルシウム	B	B	B	C
	リン酸水素カルシウム				
女性ホルモン薬	エストリオール	C	C	C	C
	結合型エストロゲン	A	A	A	A
	エストラジオール	A	B	B	C
活性型ビタミンD_3薬	アルファカルシドール	B	B	B	C
	カルシトリオール	B	B	B	C
	エルデカルシトール	A	A	B	C
ビスホスホネート薬	エチドロン酸	A	B	C	C
	アレンドロン酸	A	A	A	A
	リセドロン酸	A	A	A	A
	ミノドロン酸	A	A	C	C
	イバンドロン酸	A	A	B	C
SERM	ラロキシフェン	A	A	B	C
	バセドキシフェン	A	A	B	C
カルシトニン薬	エルカトニン	B	B	C	C
	サケカルシトニン	B	B	C	C
副甲状腺ホルモン薬	テリパラチド（遺伝子組換え）	A	A	A	C
	テリパラチド酢酸塩	A	A	C	C
抗RANKL抗体薬	デノスマブ	A	A	A	A

（ガイドライン作成委員会編．骨粗鬆症の予防と治療ガイドライン2015年版．日本骨粗鬆症学会・日本骨代謝学会・骨粗鬆症財団，2015をもとに作成）

骨密度上昇効果
A：上昇効果がある
B：上昇するとの報告がある
C：上昇するとの報告はない

骨折発生抑制効果
A：抑制する
B：抑制するとの報告がある
C：抑制するとの報告はない

顎骨壊死に関連があるとされる，がんの治療[注]で使用する薬一覧

　基本的には注射用のビスホスホネート製剤であるゾメタという名前の薬と，注射のデノスマブであるランマークという名前の薬を使っている患者さんでは，顎骨壊死を起こすリスクが高いので，注意が必要です．

注）ビスホスホネート製剤やデノスマブは，直接がんに効果を示すような抗癌剤としての作用はもちません．がんによる病的骨折や骨の痛みなどのリスクを減少させるために使用されています

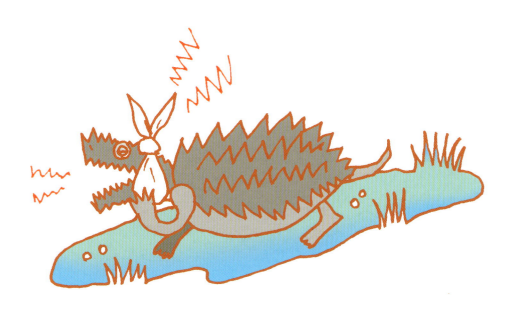

デノスマブ	ビスホスホネート製剤
ランマーク（第一三共）	ゾメタ（ノバルティスファーマ）

おわりに

　いくつかの学会が参画して，2016年に顎骨壊死に関する最新の見解（骨吸収抑制薬関連顎骨壊死の病態と管理：顎骨壊死検討委員会ポジションペーパー2016）が出されました．しかしながら，これまで述べてきましたように，現在でもはっきりした答えがあるわけではないのが現状です．

　私たちは，薬剤が関連した顎骨壊死の原因や治療方法を突き止めるべく日々研究を行っているところです．いつの日か，ビスホスホネート製剤やデノスマブを使用されている患者さんが，安心して歯科治療を受診できるような環境をつくれるように，努力してまいります．

　それまでは，患者さん自身も本書に掲げられているような知識をおもちいただき，歯科治療を受けていただくのがよいでしょう．

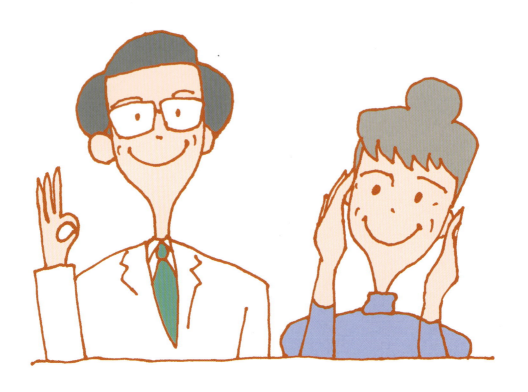

著者一覧

黒嶋伸一郎
長崎大学生命医科学域 口腔インプラント学分野 准教授

澤瀬　隆
長崎大学生命医科学域 口腔インプラント学分野 教授

米田　俊之
大阪大学大学院歯学研究科 特任教授
大阪大学名誉教授

顎骨壊死を知っていますか？
骨粗鬆症やがん治療中の患者さんが
歯科治療にかかる前に

ISBN978-4-263-46138-9

2018年6月20日　第1版第1刷発行

著者　黒　嶋　伸一郎
　　　澤　瀬　　　隆
　　　米　田　俊　之
発行者　白　石　泰　夫
発行所　医歯薬出版株式会社

〒113-8612　東京都文京区本駒込1-7-10
TEL.（03）5395-7634（編集）・7630（販売）
FAX.（03）5395-7639（編集）・7633（販売）
https://www.ishiyaku.co.jp/
郵便振替番号　00190-5-13816

乱丁，落丁の際はお取り替えいたします　　印刷・教文堂／製本・愛千製本所
© Ishiyaku Publishers, Inc., 2018. Printed in Japan

本書の複製権・翻訳権・翻案権・上映権・譲渡権・貸与権・公衆送信権（送信可能化権を含む）・口述権は，医歯薬出版(株)が保有します．
本書を無断で複製する行為（コピー，スキャン，デジタルデータ化など）は，「私的使用のための複製」などの著作権法上の限られた例外を除き禁じられています．また私的使用に該当する場合であっても，請負業者等の第三者に依頼し上記の行為を行うことは違法となります．

JCOPY ＜(社)出版者著作権管理機構 委託出版物＞
本書をコピーやスキャン等により複製される場合は，そのつど事前に(社)出版者著作権管理機構（電話 03-3513-6969，FAX 03-3513-6979，e-mail：info@jcopy.or.jp）の許諾を得てください．